Las 5 Leyes Biológicas
Ansiedad y Ataques de Pánico

La Nueva Medicina del Dr. Hamer

Las 5 Leyes Biológicas Ansiedad y Ataques de Pánico
La Nueva Medicina del Dr. Hamer

Copyright © 2016 para todos los países.
Todos los derechos son reservados. Cada reproducción, también parcial, del texto y las imágenes, tiene que ser autorizada preventivamente por el autor.

ISBN-13: 978-1530125067
ISBN-10: 1530125065

Para información pueden contactar con el autor a las siguientes direcciones:
www.5biologicallaws.com

Los descubrimientos médicos relativos a la Nueva Medicina Germánica˚ están protegidos por copyright dentro de los libros publicados por Amici di Dirk˚ y son de propiedad del Doctor Mag. theol. Ryke Geerd Hamer mismo.

Andrea Taddei

Las 5 Leyes Biológicas
Ansiedad y Ataques de Pánico

La Nueva Medicina del Dr. Hamer

Advertencias

El autor declina cada responsabilidad acerca de las informaciones y el empleo de los argumentos tratados en este texto. Nada de lo que es expuesto quiere sustituirse a la medicina académica y oficial.

Hasta hoy los descubrimientos del Dr. Hamer no han estado verificados todavía y reconocidos de parte de la Medicina Oficial.

Le se recuerda al lector que este texto no quiere sustituirse a alguno diagnóstico y terapia médica, pero el mismo es tenido a dirigirse a terapeutas competentes para confrontar los beneficios y los riesgos de las terapias actualmente ofrecidos.

Índice

Advertencias	*7*
Índice	**9**
Presentación	*13*
1. La Nueva Medicina del Dr. Hamer	**17**
2. Las 5 Leyes Biológicas	**19**
La 1° Ley Biológica de la Naturaleza	*19*
La 2° Ley Biológica de la Naturaleza	*21*
La 3° Ley Biológica de la Naturaleza	*25*
La 4° Ley Biológica de la Naturaleza	*28*
La 5° Ley Biológica de la Naturaleza	*29*
3. Los Conflictos Biológicos	**31**
Conflicto del "bocado"	*32*
Conflicto del "sentirse atacados"	*35*
Conflicto de "auto-devaluación"	*36*
Conflicto de "territorio y separación"	*38*
4. El Conflicto Activo	**41**
5. La Conflicto Lisis	**45**
6. El Post-Conflicto Lisis	**47**
7. Un cambio de perspectiva	**55**
8. La Lateraridad	**59**
7. Las Recidivas	**61**
8. Los Binarios	**63**
9. El Conflicto del Prófugo	**65**
10. Las Constelaciones Cerebrales	**69**
11. Ansiedad y Ataques de Pánico	**73**

La Ansiedad	*73*
Los Ataques de Pánico	*77*
Ahondamiento	**86**
Apéndice	**89**
El Sistema Nervioso	*89*
Las Membranas Embrionarias	*90*
Fichas	*93*
El Autor	**97**
Bibliography	**99**

A Matilde

Presentación

La Nueva Medicina Germánica® descubierta por el Dr. Ryke Geerd Hamer y sistematizada en las 5 Leyes Biológicas representa un cambio en la comprensión de la que es comúnmente llamada "Enfermedad".

Por sus estudios, el Dr. R. G. Hamer, ha llegado a la constatación que los procesos patológicos no son "errores de la naturaleza" pero sino Programas Biológicos Sensatos de la Naturaleza consiguiente a acontecimientos repentinos y dramáticos.

Este libro, en el contexto de las 5 Leyes Biológicas, ha sido escrito con el intento de llevar una mayor comprensión sobre el origen y el significado, del punto de vista biológico, de la ansiedad y de los ataques de pánico.

"A menudo el pensarse reduce a inventar razones para dudar de lo evidente"

Nicolás Gomez Davila

1. La Nueva Medicina del Dr. Hamer

Según el médico alemán Ryke Geerd Hamer, la causa de las enfermedades debe ser investigada en "particulares acontecimientos" que el individuo vive durante su existencia. Por sus estudios, iniciados en consecuencia de la pérdida de su hijo Dirk y durados variados años, llegó a la conclusión que el principio de lo que comúnmente llamamos "enfermedad" es representado por un acontecimiento dramático e inesperado, que el individuo padece y que ha llamado "Síndrome de Dirk Hamer, DHS".

Gracias a su investigación ha permitido redefinir radicalmente el concepto de enfermedad, más como un "error de la naturaleza" pero sino como parte de un programa biológico que tiene origen en respuesta a un particular acontecimiento biológico-conflictivo; ha descubierto y averiguado que hay una relación entre lo que una persona vive en su vida y lo que siempre se ha definido y considerado como "enfermedad". Inicialmente el Dr. Hamer creyó haber encontrado la causa del cáncer pero bien pronto constató que sus conclusiones pudieran ser aplicadas a todos los procesos que han sido definidos desde siempre "patológicos". Cuando una persona vive un choque biológico inesperado, se verifica una activación de una precisa área cerebral que está en relación unívoca a un específico tejido periférico, órgano o entrañas, que dará una manifestación sintomática (síntoma) y la así llamada "enfermedad" en cierto momento.

Gracias a las 5 Leyes Biológicas es posible explicar la lógica con que la naturaleza del organismo responde a particulares acontecimientos y consecuentemente estas leyes biológicas nos llevan a comprender la génesis de las enfermedades.

Además de eso, según esta visión, estamos capaz de saber no sólo el por qué origina una "enfermedad" pero también es posible comprender su curso en el tiempo en un determinado individuo con respecto de otro. La grandiosidad de este descubrimiento es que cada ley es verificable de quienquiera y por cualquier síntoma en la totalidad de los casos.

2. Las 5 Leyes Biológicas

La 1° Ley Biológica de la Naturaleza

1° CRITERIO: cada programa especial, biológico y sensato (SBS) es originado por un DHS (Síndrome de Dirk Hamer), es decir con un choque conflictivo inesperado, agudo y dramático, experimentado intensamente y con una sensación de aislamiento. A partir del DHS, cada SBS se manifiesta simultáneamente sobre los tres niveles: psique, cerebro, órgano.

2° CRITERIO: el DHS determina la localización del SBS a nivel tanto del cerebro, el así llamado Foco de Hamer, como del órgano, donde se ocasiona una alteración orgánica.

3° CRITERIO: el curso del SBS es sincrónico sobre los tres niveles (psique, cerebro, órgano) del DHS a la solución del conflicto (CL), comprendida el epicrisi (CE) a la cumbre de la fase Post-Conflictiva (PCL) hasta la vuelta a la normalidad (normotonia).

Como representado en figura, tenemos una línea que representa el tiempo que pasa, dónde según los casos puedo encontrar: segundos, minutos, horas, días, meses o bien años.

tiempo

Sobre esta línea es representado el sistema nervioso simpático, también dice ortosimpático (vean Apéndice).

sistema nervioso simpático

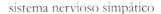
tiempo

Bajo la línea del tiempo es representado el sistema nervioso parasimpático.

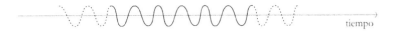
tiempo

sistema nervioso parasimpático

Normalmente nos encontramos en un estado de normotonia:

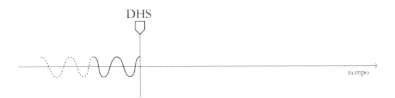
tiempo

o bien flotamos fisiológicamente de una activación del sistema nervioso simpático a una activación del sistema nervioso parasimpático; es el ritmo día-noche, actividad-descanso.

Durante este normotonia puede ocurrir, y es completamente normal, que un acontecimiento agudo, inesperado, repentino, dramático, me pilla a contrapié y lo vivo como un estado de aislamiento:

DHS

tiempo

Este acontecimiento (DHS) señala el principio inmediato de una catarata de modificaciones que ocurrirán al mismo tiempo e instantáneamente en tres niveles: a nivel psíquico tendré el recuerdo del conflicto biológico (DHS), a nivel del tejido cerebral se activarán áreas cerebrales (HH-Foco de Hamer) relacionadas al acontecimiento experimentado mientras a nivel de los órganos o las entrañas, siempre en relación a la vivencia, se verificarán modificaciones funcionales y estructurales.

El DHS es un acontecimiento biológico y no psicológico; un acontecimiento al que el organismo viviente tiene que reaccionar de modo optimo e inmediato porque está en peligro la misma incolumidad, la misma existencia o la existencia de cuyo el grupo pertenece.

La 2° Ley Biológica de la Naturaleza

Todos los programas especiales con sentido biológico (SBS) constan de dos fases, a condición que se llega a la solución del conflicto.

La 2° Ley Biológica describe el programa Especial Biológico y Sensato de la naturaleza (SBS); el curso bifásico del estado de simpáticotonia/ parasimpáticotonia siguiente al conflicto biológico (DHS) experimentado por el individuo en un particular momento y será recalcado por una serie de acontecimientos precisos:

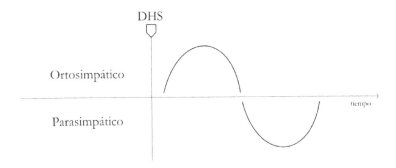

Del momento del DHS, con una lógica completamente sensata del punto de vista biológico, se asiste a una activación del sistema nervioso ortosimpático, esta activación es absolutamente óptima para permitirle al individuo de reaccionar a aquel acontecimiento inesperado, repentino y que lo ha pillado a contrapié. La activación del sistema ortosimpático persistirá hasta cuando no se haya solucionado el conflicto inicial (DHS). Este estado de simpáticotonia puede ser más o menos intenso (masa conflictiva) según el tipo de conflicto experimentado. Por toda la duración del estado de simpáticotonia se tendrán de las señales físicas y psíquicas que me indicarán que estoy en un estado de Conflicto Activo (CA):

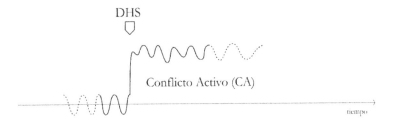

A nivel psíquico se seguirá pensando en lo que ha sucedido (pensamiento obsesivo) tanto en el día como en la noche (si ha sido particularmente intensa) por un estado de activación del sistema nervioso simpático.

A nivel vegetativo se tendrán: manos y pies fríos, piel fría, inapetencia, pérdida de peso, insomnio con despertares entre las 01 y las 03 de la mañana e hiperactividad, por un estímulo del sistema nervioso simpático.

A nivel cerebral, que pueden ser visualizados por TAC (Tomografía Axial Computadorizada) sin contraste, tendré la formación de los así llamados Focos de Hamer (HH) en determinadas áreas relativas al conflicto experimentado y al órgano correspondiente.

A nivel orgánico ocurrirá una modificación estructural y funcional, dependiente del origen embriológico del tejido que es estimulado por el sistema simpático (3° Ley Biológica). En la fase de Conflicto Activo, si no con raras excepciones, no se tienen síntomas.

Este estado de simpáticotonia siguiente al DHS le permite al individuo poder solucionar el conflicto en tiempos hábil (días, semanas o meses) y si éste ocurre, se hablará de Conflicto lisis (CL):

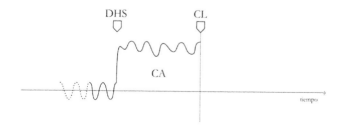

El Conflicto lisis (CL) marca el paso a una segunda fase, opuesta a la primera, dónde se verifica una activación del sistema parasimpático o vagotonía:

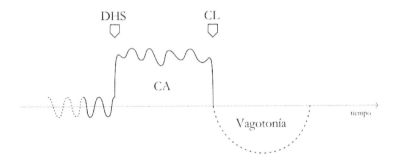

Esta segunda fase vagotonía es formada por una Fase A. (PCL-A.-Post-Conflicto lisis A), una fase o pico simpático tónico (CE-Crisis Epileptoide) y una Fase B (PCL-B-Post-Conflicto lisis B). La duración temporal de esta fase está en relación a la duración del Conflicto Activo.

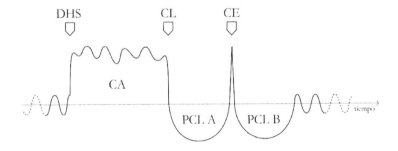

"Sólo para permitirle al lector poder comprender el curso de la 2° Ley Biológica descubierto por el Doctor Hamer es reproducido aquí el esquema gráfico del curvo bifásico que trae a la memoria en parte lo original del Doctor Hamer como indicado en bibliografía."

Por toda la duración del estado de vagotonía, tendré síntomas físicos y psíquicos que me indicarán que estoy en un estado de PCL (Post Conflicto lisis) definida también fase de Solución.

A nivel psíquico no se pensará más a la cosa que ha sucedido, ya solucionada y lejana, y se estará muy tranquilos.

A nivel vegetativo se tendrán: manos y pies calientes, cansancio y otras señales en relación a la activación de lo parasimpático.

A nivel cerebral, que pueden ser visualizados por TAC (Tomografía Axial Computadorizada) sin contraste, se tendrán los Focos de Hamer (HH) con una diferente conformación de las áreas relativas al conflicto experimentado y al órgano con respecto de la fase simpático tónica.

A nivel orgánico ocurrirá una modificación estructural y funcional en dirección opuesta con respecto de la fase simpático tónica (3° Ley Biológica). En esta fase aparecerán señales y síntomas físicos en relación precisa al DHS sufrida anteriormente.

La 3° Ley Biológica de la Naturaleza

II sistema ontogenéticamente condicionado de los Programas Especiales con Sentido Biológico (SBS).

Cada tejido deriva originariamente de uno de las tres membranas germinativas definidas: Endodermo, Mesodermo

(Antiguo y Reciente) Ectodermo (vean Apéndice); cada individual tejido que deriva de una precisa membrana embrionaria es sometido a un estímulo del sistema nervioso autónomo (simpáticotonia-parasimpáticotonia) y puede incurrir en cuatro distintas alteraciones estructurales y funcionales:

- aumento de tejido *(proliferación)*
- disminución de tejido *(necrosis, úlcera)*
- aumento de la función del tejido *(hiperfunción)*
- disminución de la función del tejido *(hipofunción)*

Todos los tejidos que derivan del Endodermo en la Fase Simpático tónica (CA) ayudan un aumento de tejido y función, mientras en la fase para simpáticotonica (PCL) ayuda una reducción de tejido y función:

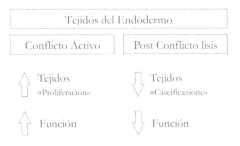

Todos los tejidos que derivan del Mesodermo Antiguo en la fase simpático tónica (CA) ayuda una reducción de tejido y función, mientras en la fase parasimpático tónica (PCL) ayuda un aumento de tejido y función:

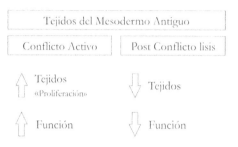

Todos los tejidos que derivan del Mesodermo Reciente en la fase simpático tónica (CA) ayuda una reducción de tejido y función, mientras en la fase para simpático tónica (PCL) ayudan un aumento de tejido y función:

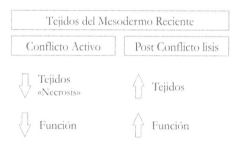

Todos los tejidos que derivan del Ectodermo en la fase simpático tónica (CA) ayuda una reducción de tejido y función, mientras en la fase para simpático tónica (PCL) ayudan un aumento de tejido y función:

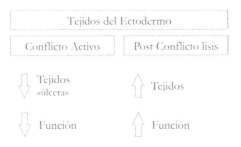

La 4° Ley Biológica de la Naturaleza

El sistema genéticamente determinado de los microbios en la historia de la evolución.

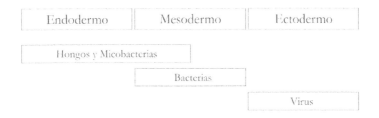

Hongos, bacterias y virus participan activamente en la segunda fase del curvo bifásico (PCL) optimizando la fase de solución.

Los hongos y mico bacterias (TBC) participan en la reducción del tejido que deriva del Endodermo que en fase activa (CA) es aumentado o bien sólo realizan una caseificación en fase Post-Conflicto lítica. Los micos bacterias se pueden encontrar también en una parte de los tejidos que derivan del Mesodermo Antiguo.

Las bacterias que derivan del Mesodermo, proliferan en fase activa (CA) y optimizan la fase de solución de los tejidos (PCL).

Los virus los encontramos en los tejidos que derivan del ectodermo en fase PCL y optimizan la reparación, restableciendo la estructura.

La 5° Ley Biológica de la Naturaleza

La quintaesencia

La 5° ley biológica recuerda que los programas especiales biológicos sensatos (SBS) activados por un DHS tienen un sentido biológico preciso para garantizar la supervivencia del individuo o el grupo.

El Sentido Biológico es por todos los tejidos en Conflicto Activo, excepto que por los tejidos que derivan del Mesodermo Reciente, dirigido por la Sustancia Bianca, en la que ocurre al final de la fase de solución (normotonia).

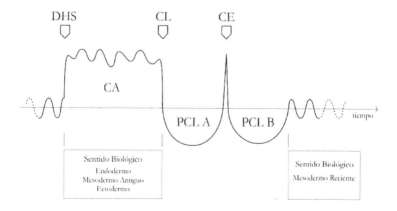

3. Los Conflictos Biológicos

Entre todo lo que una persona vive, sólo algunos acontecimientos representarán un DHS. Son todos los conflicto-acontecimientos en que ocurren estas condiciones:

- inesperado
- imprevisto
- agudo
- dramático
- vivido en el aislamiento

Son definidos Conflictos Biológicos porque el acontecimiento que ocurre representa una "dificultad biológica" al que el individuo tiene que contestar y superar para garantizar su integridad biológica.

La reacción es automática, inmediata, instintiva y no mediada por el sí mismo, sólo estos conflictos pueden ser definidos biológicos y son los que permitirán que el programa especial empiece, biológico y sensato (SBS); diferente completamente de los conflictos, estudiados en psicología, en el que el conflicto representa un choque entre lo que una persona desea y una instancia interior, interpersonal que impide la satisfacción de la necesidad, de la exigencia o del objetivo conectado a tal deseo; esto representa, ciertamente un malestar para el individuo, pero no tendrán la capacidad de producir la activación de un programa especial biológico y sensato.

Los conflictos biológicos, que pueden representar un DHS, son:

- Conflictos del "bocado"
- Conflictos del "sentirse atacados"
- Conflictos de "auto-devaluación"
- Conflictos de "territorio y separación"

Únicamente estos conflictos, sólo si experimentados como DHS del individuo (inesperados, repentinos, dramáticos y experimentados en aislamiento) irán a producir de las modificaciones tissulares y funcionales, como respuesta sensata, siguiendo el curso del curvo bifásico y la 3° Ley Biológica.

Los conflictos y el programa especial, biológico y sensato (SBS) que se producen nos permiten tanto como localizas como especie, en los casos más graves de sobrevivir y en los casos dramáticos de "reaccionar" al acontecimiento inesperado.

Conflicto del "bocado"

Estos conflictos están unidos a la supervivencia del individuo, de la especie y al mantenimiento de las funciones vitales: comer, digerir, asimilar, eliminar, evacuar, respirar, oír y reproducirse.

El conflicto del bocado, con todos sus matices, implica los tejidos que derivan del Endodermo, o bien de la membrana embrionaria directamente interesada al mantenimiento vital del cuerpo y de ellos derivan:

- Oral submucosa
- Paladar
- Glándulas parótidas
- Sublinguales glándulas salivales
- Las amígdalas
- Las adenoides *(faringe)*
- Glándulas lacrimales
- Iris
- La glándula tiroides
- Hipófisis posterior
- Oído medio
- Tubo de Eustaquio
- Tercio inferior del esófago *(excepto 2/3 menos)*
- Alvéolos
- Curvatura mayor del estómago *(excepto curvatura pequeño)*
- Parénquima hepático *(excepto los conductos biliares y la vesícula biliar)*
- Parénquima pancreático *(excepto los conductos pancreáticos y las islas de Langerhans)*

- Columnar epitelio de la gastro-intestinal
- Duodeno *(excepto el bulbo duodenal)*
- Intestino delgado, el intestino grueso y sigma
- En el interior del ombligo
- Médula suprarrenal *(excepto la corteza suprarrenal)*
- Túbulos colectores renales
- Submucosa rectal
- Trígono de la vejiga
- Mucosa del cuerpo del útero
- Las glándulas de Bartholin
- Las trompas de Falopio
- Tejido ovárico *(excepto el tejido intersticial)*
- Tejido testicular
- Próstata
- El músculo liso

El bocado, fundamental por la supervivencia del individuo, más allá de que a la comida, también es asociado con el bocado aire (alvéolos pulmonares, bocado luz (ojo, entero idea) bocado auditivo (oreja mediana), bocado agua (túbulos colectores renales).

El contenido emotivo de los conflictos "del bocado" relativos el hombre es, para citar algunos:

- Conflicto no poder digerir el "bocado"
- Conflicto por adversidad indigesta
- Conflicto de miedo-pánico de morir
- Conflicto no poder agarrar el bocado

Conflicto del "sentirse atacados"

Estos conflictos son relacionados al sentirse atacado por todo lo que es externo al individuo, sentirse atacados a la integridad.

El conflicto del sentirse atacados, con todo sus matices, implica todos los tejidos que derivan del Mesodermo Antiguo, membrana embrionaria directamente interesada a la protección del individuo; de ello derivan:

- Derma
- Glándula mamaria *(excepto productos)*
- Pericardio
- Pleura

- Peritoneo
- Mayor epiplón

El contenido emotivo de los conflictos del "sentirse atacados" relativos el hombre es, para citar algunos:

- Conflicto no querer el contacto
- Conflicto de ataque a la misma integridad
- Conflicto de desfiguración zonal
- Conflicto de ataque contra el corazón

Conflicto de "auto-devaluación"

Estos conflictos son relativos al sentirse infravalorado, a no lograr, a no ser adecuados y a no estar a la altura, a no poder…

El conflicto de auto-devaluación, con todos sus matices, implica todos los tejidos que derivan del Mesodermo Reciente, o bien a la membrana embrionaria directamente interesada al crecimiento del individuo y a la consolidación del grupo; de ello derivan:

- El tejido conectivo
- El tejido linfático *(ganglios linfáticos)*
- Tendon tejido
- Tejido adiposo
- Cartílago

- Hueso
- Dientes *(dentina)*
- Bazo
- Los músculos estriados
- La pared de la arteria
- Las paredes de las venas
- Tejido de miocardio
- Músculo liso uterino
- Los músculos del cuello uterino
- Músculos anulares del esfínter del cuello del útero
- Músculos *(estriado)* de la vejiga
- Esfínter vesical músculo anillo
- El músculo liso del tracto intestinal
- Músculos *(estriado)* del recto
- Músculos anulares del esfínter anal
- corteza suprarrenal
- Ovárico intersticial del tejido *(excluyendo parénquima)*
- Tejido testicular intersticial *(con exclusión de parénquima)*
- Parénquima renal

El contenido emotivo de los conflictos de "devaluación" relativos el hombre es, para citar algunos:

- Conflicto de devaluación intelectual
- Conflicto no estar a la altura
- Conflicto no lograr librarse de una situación
- Conflicto haber sido puesto "fuera de juego"
- Conflicto por la pérdida de una persona
- Conflicto tener una "carga"

Conflicto de "territorio y separación"

Estos conflictos son relativos al grupo al que se pertenece, al territorio y a la separación. El conflicto de territorio (lucha y separación) con todos sus matices, implica todos los tejidos que derivan del ectodermo, o bien de la membrana embrionaria directamente interesada a la lucha por el territorio y a la separación. Del ectodermo derivan:

- Epitelio pavimentoso:

    conductos de tiroides
    laringe
    los arcos branquiales
    los conductos de la leche
    de la mucosa bronquial
    de los conductos pancreáticos
    biliar
    de la pelvis renal y de los uréteres
    epidermis
    del párpado y la conjuntiva

- conductos lagrimales
- conductos de las glándulas parótidas y sublinguales
- Cuerpo vítreo, la córnea y el cristalino
- El esmalte dental
- Íntima de las arterias y venas coronarias
- La mucosa nasal y de los senos paranasales
- Mucosa oral
- Mucosa del 2/3 superiores del esófago
- La mucosa gástrica *(curvatura pequeño)*
- Mucosa del cuello y el orificio del útero
- La mucosa vaginal
- Mucosa rectal
- Mucosa vesical *(excluyendo el trígono)*
- Las células del páncreas *(alfa y beta)*
- Periostio

El contenido emotivo de los conflictos de "territorio y separación" relativos el hombre es, para citar algunos:

- Conflicto de territorio
- Conflicto de amenaza de territorio
- Conflicto de rencor de territorio
- Conflicto no poder "marcar" el territorio
- Conflicto de separación

- Conflicto no tener derecho de morder

Por un estudio profundizado de los conflictos relativos a los DHS al lector se pospone a la lectura del Tablero Científico de la Nueva Medicina Germánica* (Ed. Amici di Dirk).

4. El Conflicto Activo

El DHS que ha ocurrido marca el principio del programa especial biológico y sensato de la naturaleza. El sistema nervioso ortosimpático será activado para llevar una respuesta al acontecimiento ocurrido de modo inesperado y repentino para poderlo solucionar en tiempos hábil, se habla de Conflicto Activo.

El individuo en un estado de Conflicto Activo seguirá hurgando por el día sobre aquella cosa que le ha sucedido tan inesperadamente y si ha sido muy intensa también pensará por la noche y se despertará entre las 01 y las 03 por la mañana. A nivel somático tendrá manos, pies y piel enfrías, inapetencia, hiperactividad, mínimo cansancio.

En Conflicto Activo, en conjunto el individuo está bien y no tiene síntomas que pueden preocuparlo, todas sus energías físicas y psíquicas son dirigidas a solucionar su problema (DHS). Otros pequeños problemas son arrinconados momentáneamente o en todo caso no representan en este momento una prioridad.

En esta fase, según el tipo de conflicto (DHS) que ha padecido, los tejidos empiezan a "responder" al estado de simpáticotonia pero no se tienen síntomas:

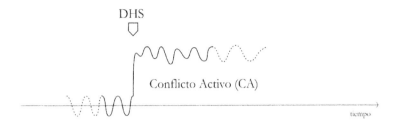

Si el DHS concierne un conflicto del "bocado" correspondiente a un cualquier tejido que deriva del Endodermo, en Conflicto Activo el tejido aumentará (proliferación) y aumentará la función relativa:

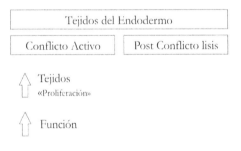

Si el DHS concierne un conflicto de "sentirse atacados" correspondiente a un cualquier tejido que deriva del Mesodermo Antiguo, en Conflicto Activo el tejido aumentará y aumentará la función relativa:

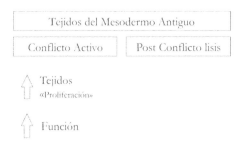

Si el DHS concierne un conflicto de "auto-devaluación" correspondiente a un cualquier tejido que deriva del Mesodermo Reciente, en conflicto activo el tejido reducirá y se reducirá la función relativa:

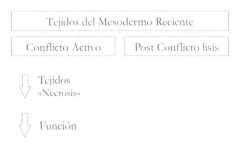

Si el DHS concierne un conflicto de territorio correspondiente a un cualquier tejido que deriva del ectodermo, en Conflicto Activo el tejido reducirá (úlcera) y disminuirá la función relativa:

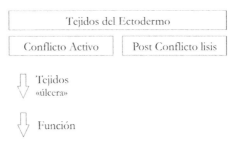

El sentido biológico (5° Ley Biológica) por todos los conflictos que derivan del Endodermo, del Mesodermo Antiguo y del ectodermo está en Conflicto Activo.

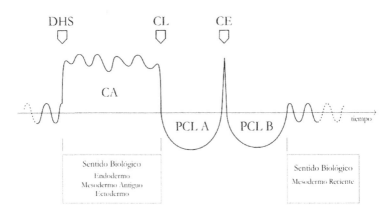

5. La Conflicto Lisis

La Conflicto lisis ocurre cuando, gracias al estado de simpáticotonia anterior, logro solucionar el conflicto (DHS). La resolución del conflicto puede ocurrir por diferentes modos más o menos dependientes del individuo; puedo ponerme en la condición que me aparto definitivamente de lo que ha ocurrido, puedo afrontar la situación o bien como a veces ocurre las circunstancias desenvuelven espontáneamente también en una dirección mejor sin una intervención mía directo.

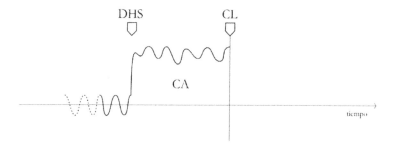

La Conflicto lisis es un acontecimiento que permite solucionar el conflicto biológico, tiene una connotación positiva, representa un alivio, una solución.

En consecuencia de la Conflicto lisis ocurre un cambio de fase; de un estado de orto simpáticotonia se pasará en una fase para simpáticotonia o vagotonía es decir la fase Post-Conflicto lítica de solución.

6. El Post-Conflicto Lisis

La fase Post-Conflicto lítica (PCL) representa la segunda fase del curvo bifásico; es una fase en que la activación del simpático deja el sitio a una activación del sistema nervioso parasimpático.

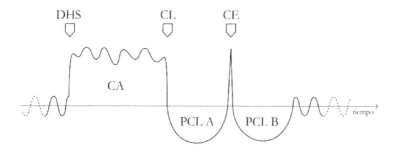

En esta fase vagotonica el individuo estará cansado, si puede, dormirá más que lo usual, ya no pensará en su problema porque por fin es solucionado, a nivel somático tendrá manos, pies y piel caliente y comparecerán las señales y los síntomas que llevarán la persona a preguntar una consulta médica para asignar un nombre a la misma "enfermedad".

Los síntomas que se manifiestan en esta fase están en relación al tipo de DHS que se ha vivido en precedencia y que ha iniciado el programa especial biológico y sensato: resfriado, bronquitis, vitíligo, dermatitis, gastritis, hepatitis, cistitis, psoriasis, pleuresía, conjuntivitis, miopía, lumbalgia, rinitis, cefalea, artritis... y todas las otras así llamadas "enfermedades"; que tienen una correspondencia precisa y unívoca con un conflicto biológico, DHS.

En esta segunda fase vagotonica, los tejidos empiezan a "responder" al estado de para simpáticotonia (3° Ley Biológica):

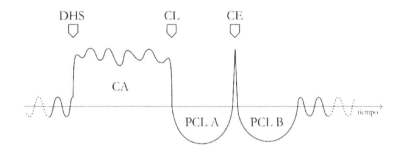

Si el DHS concierne un conflicto del "bocado", correspondiente a un cualquier tejido que deriva del Endodermo en solución, el tejido en examen y su relativa función se reducirán:

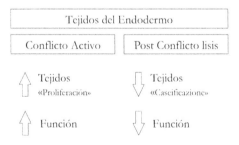

Si el DHS concierne un conflicto del "sentirse atacados", correspondiente a un cualquier tejido que deriva del Mesodermo Antiguo en solución, el tejido en examen y su relativa función se reducirán:

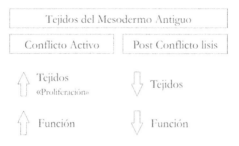

Si el DHS concierne un conflicto de "auto-devaluación" correspondiente a un cualquier tejido que deriva del Mesodermo Reciente en solución, el tejido en examen y su relativa función aumentarán para acabar la fase con "una excedencia" de tejido:

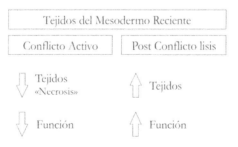

Si el DHS concierne un conflicto de "territorio" correspondiente a un cualquier tejido que deriva del ectodermo en solución el tejido en examen y su relativa función se restablecerá:

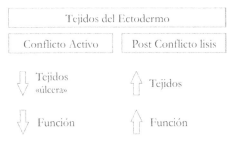

Como representado en figura, la fase de solución vagotonica es formada a su vez por tres curvas:

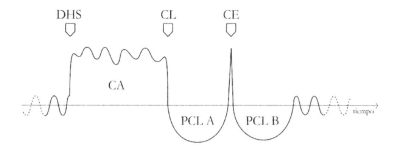

La fase PCL A es la primera fase para simpático tónica donde se asiste al emerger del o de los síntomas. Analizando una individual curva bifásica y sin reincidente, la duración temporal de esta fase es exactamente la mitad de la duración del Conflicto Activo pero con una duración máxima de tres semanas (si la fase de CA ha durado dos semanas, la fase PCL A tiene una duración de una semana. Más de las seis semanas de CA, la fase PCL A será siempre de tres semanas):

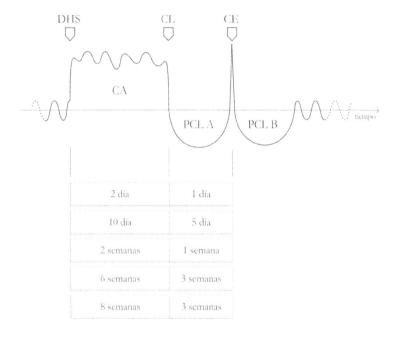

Siguiente al PCL A se observa un pico simpático tónico llamado Crisis Epileptoide - CE (si el DHS es de tipo motor, tomará el nombre de Crisis Epiléptica) este pico simpático tónico a medias de la fase de solución tiene la función para reducir el edema cerebral a nivel del HH y será acompañado por una sintomatología muy epatante y aguda, que tomará el nombre de cólico renal, cólico biliar, cólico intestinal, ataque de pánico, pero siempre estará en relación al contenido emotivo del DHS inicial.

Biológicamente, la Crisis Epileptoide tiene una duración que varia de 10-20 segundos a cuatro horas:

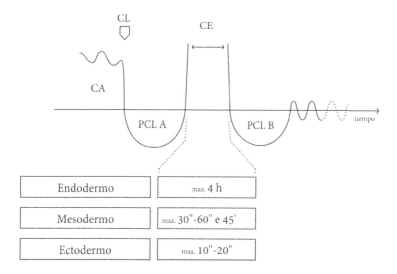

La duración máxima de la Crisis Epileptoide, como a menudo ocurre, puede superar el tiempo máximo si va en "suspensión".

Acabada la Crisis Epileptoide se presentará una fase vagotonica PCL B intensa bajo punto de vista sintomatologico, que señalará el fin del programa biológico y sensato de la naturaleza antes de volver en normotonia.

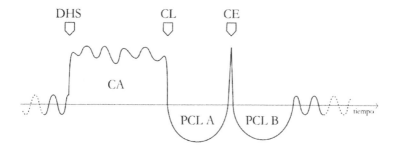

En la fase Post-Conflicto lítica además tener una sintomatología concerniente el DHS coherente al tipo de tejido implicado, se podrá también tener fiebre de vario grado según la derivación embrionaria del tejido:

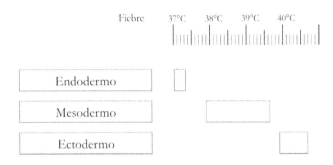

El sentido biológico (5° Ley Biológica) por los tejidos que derivan del Mesodermo Reciente ocurre al final de la curva bifásica cuando se restablece la normotonia.

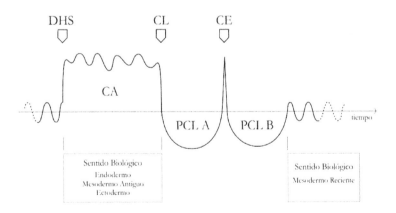

7. Un cambio de perspectiva

"... al final he tenido que preguntar a mí mismo si nuestra comprensión y nuestro concepto de enfermedad no fue equivocada completamente a causa de nuestra ignorancia del objetivo biológico de la enfermedad..."
                                        R.G. Hamer

No hay sombra de duda que la Medicina Oficial, del advenimiento de los antibióticos (1930-1941) a nuestros días, haya alcanzado éxitos incomparables, por un aproche científico, en el campo de la terapia farmacológica, en la terapia quirúrgica, en medicina de urgencia y en el diagnóstico instrumental (Radiografía, TAC, RMN, PET, Endoscopia).

Este tipo de acercamiento metodológico aunque correcto ha llevado a estudiar cada fenómeno a un nivel de detalle cada vez más extremo pero ha llevado consecuentemente junto la pérdida de una visión del individuo en su tríada: cuerpo, mente y espíritu.

Lo que es derivado es una incapacidad, de la Medicina Oficial, a descubrir la causa de las enfermedades, a explicar el por qué la enfermedad se manifiesta en un individuo antes que en otro, sobre el por qué las terapias propuestas, según los protocolos estándares, les funcionen en algunos individuos y no en otros.

El Doctor Ryke Geerd Hamer, en consecuencia del sublevarse de su enfermedad consiguiente a un luto familiar, inició a investigar sobre los pacientes si hubiera una correlación entre "acontecimientos traumáticos" y la manifestación de sus enfermedades; con su gran sorpresa constató y averiguó en los años de estudio que todas las tan dichas "Enfermedades" de los más banales a los más graves, fueron la consecuencia de ciertos tipos de "acontecimientos" que llamó DHS (Síndrome de Dirk Hamer, 1° Ley Biológica) que la persona vivió en su vida.

En sus estudios, descubrió no sólo el acontecimiento inicial o bien la causa de las enfermedades, pero también descubrió la lógica del curso en el tiempo de los procesos tan dichos "patológicos" (2° Ley Biológica).

Inicialmente, por deformación profesional, fue a la búsqueda del problema, del error que dio principio a la enfermedad pero con el tiempo y con su búsqueda obsesiva, llegó a la comprensión sorprendente que las "enfermedades" no serían un fenómeno malvado pero bastante un "programa biológico sensato de la naturaleza" con una "función", cada vez, bien precisa para garantizar la supervivencia del individuo y el grupo.

La "enfermedad" misma sería una reacción sensata del individuo en respuesta a un acontecimiento extraordinario (Conflicto Biológico). El proceso es autolimitado en el tiempo, si no intervienen otros factores (vean: Las Recidivas) y acabaría volviendo el individuo en un estado de "normalidad fisiológica".

La Nueva Medicina Germánica® no es algo alternativo a la medicina ni tan menos una cura o una terapia pero puede ser considerada como un nuevo punto de vista y de estudio de todos los procesos definidos "patológicos"; por las 5 Leyes Biológicas, se puede comprender y describir de manera científica, precisa y siempre verificable, las causas, los síntomas y la evolución de cualquier proceso considerado "patológico".

8. La Lateraridad

Saber si algún es derechos o zurdos es fundamental para comprender como el individuo "funciona".

Entre todas las pruebas que pueden ser hechas para establecer si las personas son derechos o zurdos, el Doctor Hamer ha podido averiguar que lo único capaz establecer exactamente la lateraridad es la prueba del aplauso.

Aplaudiendo como si estuviéramos en teatro, la mano que golpea sobre da la dominancia: el derecho golpeará la mano derecha sobre la izquierda, mientras que el zurdo golpeará la mano izquierda sobre la derecha.

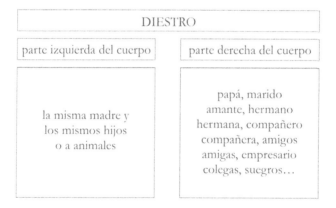

En los derechos tanto machos como hembras, la parte no dominante, la izquierda, está en relación al nido, o bien a la misma madre y los mismos hijos o a animales. En cambio la parte derecha concierne todas las otras figuras (papá, marido, amante, hermano, hermana, compañero, compañera, amigos, amigas, empresario, colegas, suegros…).

En los zurdos tanto machos como hembras, la parte no dominante, la derecha, está en relación a la misma madre y los mismos hijos o a animales, mientras que la parte dominante concierne a todas las otras personas:

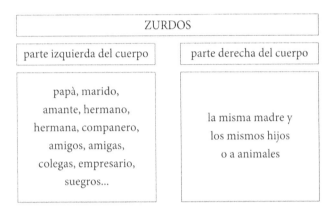

La regla de la lateraridad sólo es válida para los tejidos que derivan del Mesodermo y del Ectodermo.

7. Las Recidivas

Cuando un DHS se verifica, el individuo pasa antes una fase de Conflicto Activo (CA) y si le llega a un Conflicto lisis (CL) iniciará la fase vagotonica Post-Conflicto lítica (PCL), que sucesivamente, con su tiempo biológico, volverá en normotonia.

Se habla de Recidiva cuando el individuo en vez de progresar en la curva bifásica, como descrito, seguirá pasando de una fase vagotonica (PCL) a una fase simpático tónica (CA), sin necesariamente volver en normotonia.

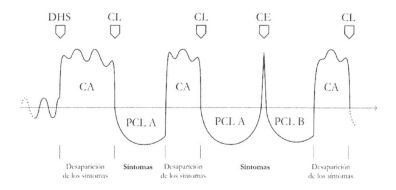

Este curso depende del presentarse, cuando uno es en vagotonía (PCL) del Conflicto Activo, debido al acontecimiento que se presenta. Esta modalidad puede ser sida capacitado adelante para mucho tiempo, también por meses.

Del punto de vista sintomatologico se manifestarán los síntomas en fase vagotonica (PCL) y luego tener una reducción o desaparición de los síntomas en fase simpático tónica (CA).

8. Los Binarios

En el instante del DHS el sistema nervioso "registra", no sólo el conflicto que azuzará el programa especial biológico y sensato, pero registrará todos los "señales" que han acompañado el DHS.

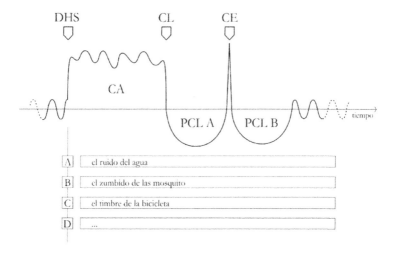

Si sufro un cualquier DHS mientras estoy paseando en la ribera de un arroyo además del DHS fijaré toda una serie de "señales" por ejemplo: el ruido del agua, el zumbido de las mosquito, la temperatura del entorno, el timbre de la bicicleta y tan otro. Estas "señales" en futuro, si se presentaran junto o aisladamente, permitirán reactivar el curvo bifásico "originario" atado al ya experimentado acontecimiento también muchos años antes; si éste se averigua tendré como efecto la manifestación de síntomas en relación a la curva.

Esta modalidad del punto de vista biológico es optimo porque representa una "señal de alarma" para ya no recaer en aquella situación tan particular e intensa ya experimentada.

9. El Conflicto del Prófugo

Cada vez que se vivirá un DHS iniciará un nuevo programa biológico (SBS), por lo que viviendo en el tiempo muchos DHS, tendré activos en un dato instante diferente curvo bifásico, algunos en fase activa y otras en solución:

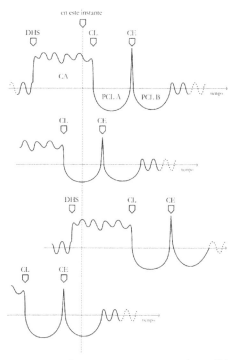

Por tanto en un dato momento estaré en CA por uno o más DHS, en PCL A por un diferente DHS y en PCL B por otras dos DHS diferentes.

Luego:

Por lo primeros y el segundo conflicto que estoy en CA no tendré síntomas, pero no dormiré la noche y sentiré preocupación, ansiedad...

Tendré en cambio un síntoma particularmente molesto acerca del conflicto que se encuentra en la fase PCL A

Y un diferente síntoma por la fase PCL B del DHS que estoy viviendo, pero al menos por este conflicto en solución estoy mucho más tranquilo y lo peor es pasado.

Entre todos los conflictos biológicos que vivimos, hay uno muy importante y fundamental por sus aspectos prácticos que, si activo, tiene la capacidad para aumentar la manifestación sintomática del curvo para simpático tónica (PCL A y B) y de cualquiera curva bifásica relativa a cualquier SBS activo.

Es el conflicto del prófugo, programa de retención de líquidos relativo al sistema de los Túbulos Colectores Renales (derivación Endodérmico) que hace aumentar la función en Conflicto Activo:

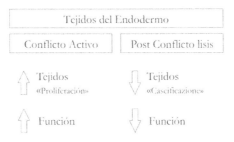

En la fase simpático tónica (CA) de los túbulos colectores renales:

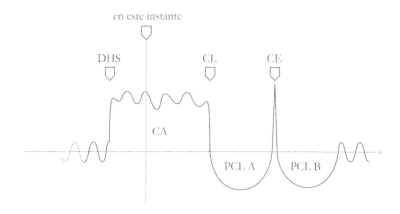

tendré retención de líquidos sistémica (todo el cuerpo será sentido hinchado) nos percibiremos "hinchados" sin necesariamente ningún otro síntoma, pero si además del SBS de los túbulos colectores (conflicto del prófugo activo) tendrá también en acto otro SBS en fase de solución (PCL A), la sintomatología de este último aumentará exponencialmente.

El resultado será un edema local de la 2° curva más edema global (CA túbulos colectores renales) de la 1° curva y derivará una sintomatología mucho más grave (edema local + edema sistémico = + dolor o síntoma).

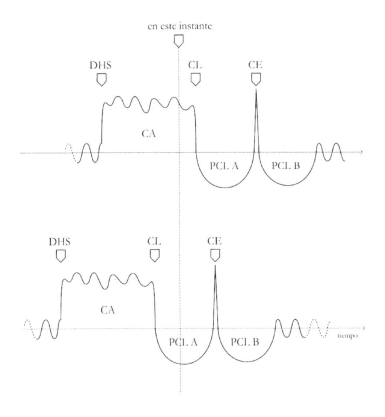

Una individual curva de solución (PCL) da dolor o una sintomatología que puede alcanzar sobre una escala de 1 a 10, una puntuación de 2-3 con el conflicto del prófugo activo, en cambio, el dolor sube más de una puntuación de 7-8.

10. Las Constelaciones Cerebrales

La investigación del Dr. Hamer ha enseñado como el comportamiento del individuo se desarrolla y sigue las mismas leyes biológicas que explican los síntomas físicos, las enfermedades; tan también las "enfermedades mentales" como la depresión, las psicosis, las neurosis, ser maníaco, las obsesiones, las molestias de la alimentación como bulimia, anorexia tienen una correlación psíquica, cerebral y orgánica en acuerdo con las 5 Leyes Biológicas.

En su investigación ha podido comprender y averiguar que cuando unos DHS ocurren, cerebralmente se activan los Relés Cerebrales correspondientes (1° Ley Biológica) y si los relés activos están al mismo tiempo presentes tanto a la derecha como a la izquierda cerebralmente en la misma área cerebral (Tronco, Cerebelo, sustancia Blanca o Corteza) el individuo entra en la tan dicha "Constelación Esquizofrénica", o bien manifestará un cierto tipo de "comportamiento" característico de aquel tipo de constelación activada. La gravedad de la "molestia psíquica" siempre está en relación a la intensidad y duración de los conflictos que se han averiguado (masa conflictiva), de otros factores (conflicto de los túbulos colectores renales).

Las constelaciones se manifiestan cuando dos conflictos están al mismo tiempo en fase activa, cuando uno está en fase activa (CA) y uno en crisis epileptoide (CE) o cuando ambos están en crisis epileptoide. Hay la excepción de las constelaciones de la sustancia blanca cerebral (conectadas a la devaluación de sí) dónde el estado de constelación también queda en la fase parasimpática post-conflicto lítica.

Cada área cerebral, tronco cerebral, cerebelo, sustancia blanca y corteza cerebral tienen las relativas constelaciones, vemos algunos:

Consternación: a nivel del Tronco Cerebral, sede de los relés correspondientes a todos los tejidos que derivan del endodermo y que conciernen los conflictos relativos al "bocado", cuando ocurre por ejemplo, un DHS a nivel del estómago (porción derecha del tronco cerebral) y un DHS a nivel del gran intestino (porción izquierda del tronco) la constelación que resultará será la "Consternación"; el individuo aparecerá confuso, y la capacidad de reacción y la orientación serán más o menos comprometidos.

Muerte emocional: a nivel del Cerebelo, donde están presentes los relés relativos a algunos tejidos de origen mesodérmico (mesodermo antiguo) y relativos a los conflictos del "sentirse atacado" el resultado de un doble conflicto activo a la derecha y a la izquierda cerebralmente, será una "muerta emotiva". El individuo se sentirá "emotivamente apagado", incapaz de probar emociones, con un comportamiento asocial.

Constelación Maniaco-depresiva: los relés cerebrales de los conflictos que permiten "activar" esta constelación se encuentran en el área perinsular y que son relativos a los conflictos de territorio y a los conflictos afectivo-sexuales. Según del "peso" del conflicto, aunque otros factores pueden intervenir, que acentúas más a la derecha o a la izquierda (cerebralmente), la persona enseñará rasgos maniátales o depresivos.

Constelación Agresiva: los conflictos de esta constelación son relativos al conflicto de identidad (mucosa rectal) y al conflicto de rencor de territorio (pequeña curvatura del estómago, vías biliares, conductos pancreáticos. Si el conflicto de identidad es más marcado con respecto del conflicto de rencor de territorio, la persona puede tener estallidos de violencia hacia los otros, mientras al revés el individuo mostrará rasgos agresivo verso él mismo (autolesión).

Constelación Asmática: también el asma entra en las constelaciones cerebrales. Los relés implicados son relativos a la musculatura de la laringe, con el relativo conflicto de susto repentino y a la musculatura bronquial con el relativo conflicto de amenaza de territorio. A nivel práctico se puede haber tres tipos de asma:

- *Asma Bronquial,* la característica de este tipo de asma es que la persona hará fatiga a espirar, expiración prolongada, durante el ataque asmático. Éste es causado por el hecho que el relé relativo a la musculatura bronquial está en Crisis Epileptoide (CE) mientras el relé relativo a la musculatura faringe está en Conflicto Activo (CA).

- *Asma Laríngea,* la característica de este otro tipo de asma es que la persona hará fatiga a inspirar, inspiración prolongada, durante el ataque asmático. Éste es causado por el hecho que el relé relativo a la musculatura laríngea está en Crisis Epileptoide (CE) mientras el relé relativo a la musculatura de los bronquios está en Conflicto Activo (CA).

- *Estado Asmático,* en este estado agudo, muy grave y que solicita una intervención médica de urgencia, hay la dificultad aguda de respirar tanto en inspiración como en expiración. Ambos los relés están al mismo tiempo en Crisis Epileptoide (CE).

Además de estas Constelaciones cerebrales, expuestas brevemente, hay otros, como: Constelación Frontal, Bio-maníaca, Constelación Megalómana, Mitómano, Occipital, Auditiva, Tálamo Bulímica, Anoréxica, Obsesiva, Motor, Sensorial, Post-mortal, Planante, Diabética,... si pensando que en el mismo individuo podrían haber más constelaciones activadas en el mismo tiempo resultan muchas decenas de combinaciones con rasgos conductuales peculiares y únicos.

11. Ansiedad y Ataques de Pánico

La comprensión de las 5 Leyes Biológicas es fundamental para contextualizar y encuadrar de la mejor manera tanto la ansiedad como los ataques de pánico en relación a la curva bifásica o bien al Programa Biológico y Sensato de la Naturaleza (2° Ley Biológica).

La Ansiedad

Muchos concuerdan que la ansiedad representa una condición fisiológica, un recurso fundamental, eficaz en muchos momentos de la vida para mantener el estado de alerta, hacer encontrar una solución, protegernos da riesgos, mejorar las respuestas y las prestaciones en el estudio, trabajo y en el deporte.

La ansiedad es un fenómeno normal que comporta un estado de activación del sistema neurovegetativo (Sistema Nervioso Autónomo) que se activa cuando vivimos una situación que es vivida o percibida como peligrosa.

Los fenómenos neurovegetativos que se manifiestan durante el estado de ansiedad son individuales y pueden ser múltiples: sudación, manos frías y mojadas, taquicardia, boca seca, náusea, molestias intestinales, oleadas de calor," nudo a la garganta", vértigos, tensiones musculares, agitación, incapacidad a detenerse, inquietud, sentirse "con los nervios de punta", irritabilidad, dificultad de concentración, mente en blanco, sueño inquieto, insatisfactorio o dificultad a dormirse, pensamiento obsesivo.

Tales fenómenos son todos atribuibles a una activación del Sistema Nervioso Autónomo y más precisamente a la activación del Sistema Ortosimpático que a nivel de la curva bifásica (SBS) corresponde al Conflicto Activo:

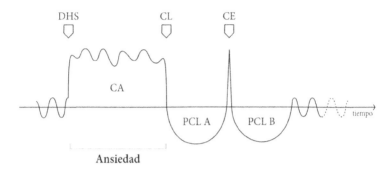

Ansiedad

La ansiedad, como ya dice, es una condición fisiológica que permite al organismo que esta reactivo, huir, atacar, reaccionar en el modo más eficaz posible metiéndose al resguardo y garantizando así la posibilidad para sobrevivir en un ambiente hostil.

Si la activación es excesiva con respecto de las situaciones que se viven, se hablará de "molestia de ansiedad" y se convertirá en un factor que puede complicar la vida de una persona que es puesta en las condiciones de ser incapaz para afrontar las más comunes situaciones en el cotidiano, a la escuela, en el trabajo, en las relaciones.

En este caso, según las 5 Leyes Biológicas, este tipo de "respuesta excesiva" es causada por la concomitante activación del Prófugo (vean: Cáp. Conflicto del Prófugo) que exaspera la intensidad de la ansiedad.

La ansiedad se manifiesta consecuentemente en la mayor parte de las veces a una precisa situación que el individuo vive (DHS):

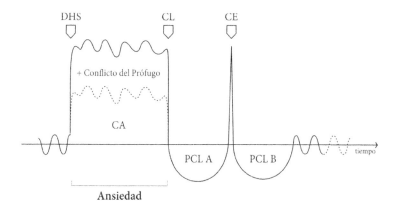

Según las 5 Leyes Biológicas, todas las individuales manifestaciones que provocan ansiedad son atribuibles cada una a un cierto tipo de DHS.

Si es verdadero que la ansiedad es consiguiente en la mayoría de los casos a cierto acontecimiento que se ha vivido o está viviendo y es por tanto fácil correlacionarlo a una situación precisa, a veces pero el estado de ansiedad parece no está conectado a algo de vivencia y se considera una eventualidad del género como una "falsa alarma". En este caso, según las 5 Leyes Biológicas, es posible explicarlo con el hecho que la persona pueda haber tomado binarios (Vean: Cáp. Binarios) que llevan a activar la curva bifásica activada anteriormente:

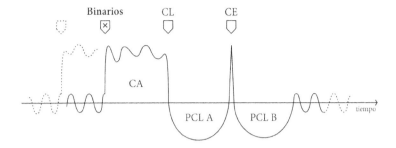

Un ejemplo puede aclarar mejor esta dinámica: si se vive un Conflicto Biológico (DHS) sucesivamente a un accidente de tráfico, en el instante del DHS se fijarán binarios tipo: tiempo atmosférico en aquel instante, tipo de calle o cruce donde ha ocurrido el accidente, estación, tipo de tráfico, dinámica del accidente,... sucesivamente, también a distancia de alguna semana o a mes, si se restablecen o se reviven algunos binarios fijados a la época del accidente se averiguará una reactivación de la curva originaria (CA) y emergerá la ansiedad.

En este caso la ansiedad representa un "timbre de alarma biológica" para permitirle a la persona de reaccionar de la mejor manera en aquella situación que del punto de vista biológico podría repetirse.

La conciencia de lo que se ha vivido o está viviendo permite también reducir la intensidad de la ansiedad gracias a la reducción del Prófugo Activo.

Los Ataques de Pánico

Los ataques de pánico son episodios repentinos, inesperados e intensos, de un fuerte estado de ansiedad, miedo y con una rápidos síntomas físicos y emotivos; se distinguen de todas las otras formas de ansiedad por la intensidad y por el hecho que no parecen debidos y desatados, aparentemente, a nada particular. El primero ataque de pánico generalmente es inesperado, es decir se manifiesta "a cielo abierto".

Los síntomas más comunes, sólo para citar algunos de ellos, pueden ser: palpitaciones, taquicardia, sensación de asfixia, miedo de perder el control, morir o de volverse loco, sudación, escalofríos, oleadas de calor, tremores, dolor al pecho, náusea, sensaciones de desorientación (vértigos o mareos) sensaciones de aturdimiento, sensaciones de percibir el mundo externo como irreal.

Según las 5 Leyes Biológicas y más precisamente por la 2° Ley Biológica esta manifestación tan aguda, definida ataque de pánico, corresponde a las Crisis Epileptoides:

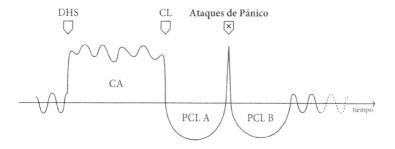

Como es posible observar del gráfico la Crisis Epileptoide (CE) es precedida por una fase parasimpaticotónica (PCLA) y efectivamente, quién padece de ataques de pánico, anteriormente al ataque, se encuentra en un estado de tranquilidad y bienestar tan físico como mental y que nada haría presagiar a breve una serie de manifestaciones neurovegetativas así intensas.

La Crisis Epileptoide representa un pico simpático tónico que ocurre exclusivamente después del Conflicto Lisis (CL) y se manifiesta a media de la fase de reparación:

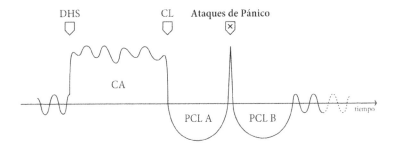

La función fundamental de este estímulo ortosimpático (CE) tiene el deber que reduzca el edema local del Relé Cerebral (Foco de Hame) activado por el DHS. Durante la Crisis Epileptoide (Ataque de Pánico) se revivirán intensamente y agudamente las mismas sensaciones psico-físicas (neurovegetativas) que se han vivido durante el DHS.

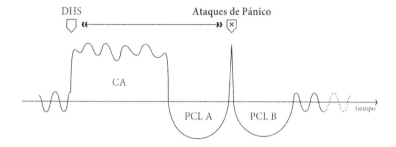

Podemos comprender así que hay una relación precisa entre el propio Ataque de Pánico y un acontecimiento agudo, intenso, dramático (DHS) experimentado anteriormente. La particularidad es que tanto la Crisis Epileptoide como el DHS tienen un común denominador o bien son superponibles por lo que conciernen las manifestaciones neurovegetativas. Es importante comprender que entre DHS y CE pueden pasarnos horas, días, semanas o más raramente meses y éste depende de cuando ocurre el Conflicto Raído (CL).

A este punto puede ser aclarador un ejemplo: suponemos de padecer de ataques de pánico de unos 3 meses y que durante los ataques de pánico se presenten unas manifestaciones neurovegetativas:

- o me siento ahogar
- o me siento estrecho en una mordaza
- o siento escalofríos bajo la piel
- o siento las piernas entumecerse
- o taquicardia

- o   sudación abundante

- o   …

Estos ataques de pánico llegan de repente sin ninguna señal premonitoria y ocurren cuando se está en un estado de tranquilidad, cuando estamos sobre el sofá, en el coche, estamos cocinando o leyendo un libro…

Según cuanto ilustrado, estas manifestaciones son relativas a una activación del sistema ortosimpático y corresponden a la Crisis Epileptoide:

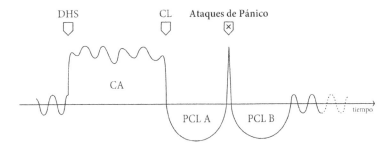

Para tener estas manifestaciones quiere decir que se tiene que haber vivido, anteriormente, una situación (DHS) donde, descodificando los síntomas, se ha vivido un acontecimiento donde nos hemos sentidos:

- o   atacados

- o   pegados

- o   no se pudo huir

- o   …

Conociendo y comprendiendo las 5 Leyes Biológicas y el curso de la curva bifásica es posible conectar y prever que manifestaciones neurovegetativas se pueden presentar.

Es todo muy lógico y verificable por quienquiera; algunas personas por experiencia personal han llegado a las mismas conclusiones pero a este "sentido personal" en la mayoría de los casos es "puesto aparte" no encontrando un cotejo conforme con médicos, psicólogos o psicoterapeutas.

Sintetizando el entero discurso podemos decir que:
el ataque de pánico es una manifestación neurovegetativa que tiene origen de un acontecimiento biológico, agudo, intenso y dramático (DHS) que se ha vivido anteriormente al primero ataque de pánico (CE).

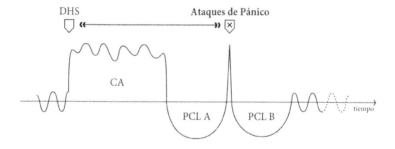

En naturaleza el curso de la curva bifásica tiene un curso progresivo, un DHS ocurre, se entra en CA, el CL llega y se entra en la fase Post-conflicto lítica (PCL) y ocurre un CE por en fin sucesivamente volver en normotonía; por tanto debería tener biológicamente un individual ataque de pánico; pero este no ocurre a menudo pero bastante se averiguan continuos ataques de pánico:

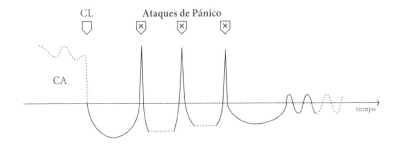

El motivo de este curso es atribuible al hecho que cuando ocurre el primer ataque de pánico la persona padece en aquel instante un nuevo DHS relativo a su ataque de pánico que representa un nuevo DHS por el motivo que es un acontecimiento agudo, inesperado, intenso y que no logra relacionarlo en particular a nada. Esta dinámica además de explicar el motivo por que los ataques siguen a ocurrir, también explica los casos en que los ataques de pánico se modifican en el tiempo, inician con unas manifestaciones precisas y con el tiempo se modifican tanto por lo que concierne el tipo de síntomas como la intensidad del ataque. Sufriendo continuamente nuevos DHS en consecuencia inician nuevas curvas bifásicas y nuevos binarios que serán mantenidos en el tiempo.

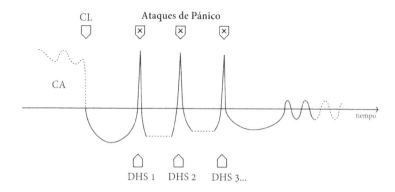

No es raro que las personas cuando logran remontar al conflicto inicial (DHS) relativo a su ataque de pánico ven los ataques de pánico desvanecerse o reducirse sensiblemente y manejar con más control el propio ataque de pánico. Éste depende en mi opinión de la capacidad de conectarse a la misma "mente biológica".

A este punto puede ser útil proponer un protocolo para tratar remontar al origen del propio ataque de pánico.

Antes de proceder es aconsejable tener a disposición unos 20-30 minutos donde no seremos molestados o interrumpidos para contestar a 5 preguntas.

Tomemos todo el tiempo necesario y no tengáis prisa en recordar, la mente necesita su tiempo para recordar.

1. Escribes aquí bajo o sobre una hoja la fecha el más preciso posible en que has tenido el primero ataque de pánico:

2. Escribes, no teniendo prisa, todas las manifestaciones físicas y emotivas que tienes durante tu ataque de pánico (importante: si las manifestaciones se han modificado en el tiempo deberías recordar y escribir las primeras manifestaciones de los primeros ataques de pánico que has tenido):

3. Todavía tómate del tiempo para recordar y enriquecer de detalles las sensaciones físicas, psíquicas y emotivas del ataque de pánico, recuerdas escribir todo.

4. Pregunta:

Anteriormente a tu primero ataque de pánico o bien anteriormente a la fecha que has señalado al punto -1 - tendrías que haber vivido una situación en que te has sentido:

Relees las sensaciones físicas, psíquicas, emotivas que has escrito al punto -2 -:

Muy probablemente has logrado conectarte con el acontecimiento que ha azuzado tus ataques de pánico…

Si así no fuera puedes repetir el protocolo cuántas veces quieres o bien puede hacerte una última pregunta:

5. Olvidando por un momento todo lo que te ha sido dicho sobre tu ataque de pánico:

    ¿Según tú tus ataques de pánico a cosa los atribuyes?

    ¿A cuál acontecimiento? ¿A cuál situación? ¿A cuál período?

Ahondamiento

A un siguiente nivel de ahondamiento y análisis es útil recordar que a cada DHS corresponde una sola manifestación sintomática física y/o psíquico, como con el piano a una tecla corresponde una nota.

Durante un choque biológico (acontecimiento) es posible padecer a uno o más DHS y se tendrá consecuentemente la activación de uno o más curvas bifásicas que podrán tener un curso sincrónico o desfasado en el tiempo y cada curva tendrá en sí una vivencia psíquica y una correspondencia orgánica:

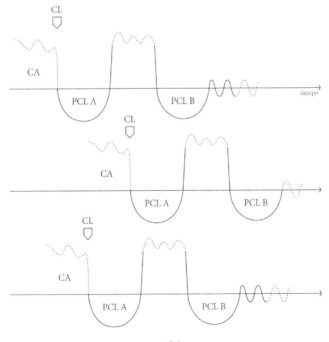

Descodificando biológicamente las manifestaciones que se tienen durante el ataque de pánico es posible a volver con el pensamiento al tipo de conflicto experimentado.

Para citar algunos de ellos, si durante el ataque de pánico se manifiesta:

- Dificultad a respirar: está a significar que al momento del DHS se ha vivido un conflicto de la laringe o los bronquios con la consiguiente constelación asmática.

- Sentirse atascados: conflicto de los conductos tiroideos.

- Sensación de caminar sobre la guata: conflicto de oposición (células Beta del Páncreas).

- Sensación de querer romper todo: conflicto de rencor de territorio (vías biliares).

- No puedes gritar: conflicto de la laringe (miedo frontal).

- Sensación de tremor interior: conflicto del sentirse pegados (conflicto de la dermis).

- Tremores musculares: conflicto motor (no puedes escapar, agarrar,…), el grupo muscular implicado dará a mayores indicias sobre el conflicto experimentado.

- Molestias intestinales: adversidades indigestas (colon).

- Náusea, vómito: algo que no se logra digerir (estómago, pequeña curvatura, cardias).
- Vértigos, mareos: controlar una situación.

Por lo que concierne los conflictos de los tejidos que derivan del ectodermo, la Crisis Epileptoide tiene una duración, para cada ataque, de algunos segundos (10-20 segundos) del punto de vista biológico, pero en la práctica a menudo este tipo de ataques también tienen una duración de algunos minutos y éste significa que la Crisis Epileptoide va "en suspensión" manteniendo por todo el tiempo el estado de simpaticotonía:

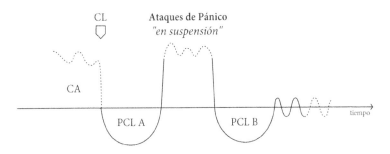

Apéndice

El Sistema Nervioso

El sistema nervioso es organizado anatómicamente en:

Sistema Nervioso Central (SNC) que comprende el encéfalo, cerebro y la médula espinal (neuraxis): recibe, íntegra y elabora los estímulos aferentes procedentes del Sistema Nervioso Periférico (SNP) que recibe los estímulos eferentes del SNC a su vez.

Sistema Nervioso Periférico (SNP) comprende los nervios craneales y los nervios espinales emergentes de la médula espinal; se subdivide en dos partos principales:

- **Sistema Nervioso Somático** (SNS) responsable de las respuestas voluntarias.
- **Sistema Nervioso Autónomo** (SNA), responsable de las respuestas involuntarias, compuesto por:
  - **Sistema Nervioso Ortosimpático**
  - **Sistema Nervioso Parasimpático**

El Sistema Nervioso Autónomo, además de regular la homeóstasis del organismo, controla todas las funciones del cuerpo que no están normalmente bajo un control consciente; ramificándose cada individual tejido, órgano y entrañas, es un sistema no influenciable de la voluntad y trabaja con mecanismos autónomos pero siempre uno en estrecha colaboración recíproca con el Sistema Nervioso Central.

La inervación ortosimpática es descrita tradicionalmente cómo una miembro que desarrolla una función fuga/ataque, de alerta, moviliza y organiza los recursos energéticos en situaciones de emergencia o peligro, estimula el corazón y los pulmones, dilata los bronquios, contrae las arterias e inhibe el aparato digestivo, prepara el organismo a la actividad física mientras el sistema parasimpático es un sistema que predispone al ahorro de energías, a la digestión, al sueño y al descanso.

Las Membranas Embrionarias

La embriología es el estudio del desarrollo intrauterino del organismo de la fecundación (entre óvulo y espermatozoo) hasta el nacimiento. El óvulo fecundado (cigoto) por procesos de división, diferenciación y acrecentamiento dará origen al feto. El desarrollo embrionario pasa por muchas fases siguientes de segmentación (mórula, blastocistos) gastrulación y órgano génesis.

En las primeras tres semanas de gestación en consecuencia de la activa proliferación celular, se formaran "3 poblaciones" de células (membranas embrionarias) definidas: Endodermo, Mesodermo y Ectodermo.

De estas 3 membranas germinativas derivarán por diferenciación siguiente todos los tejidos del cuerpo. En síntesis y más precisamente: del Endodermo originan todos los tejidos que forman el tubo digestivo y el sistema reproductivo, del Mesodermo originan los tejidos que componen el sistema músculo-esquelético y del ectodermo originan la piel, el sistema nervioso, una parte del sistema vascular…

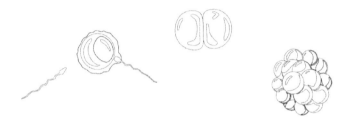

La célula fecundada (cigoto) por procesos de división, diferenciación y acrecentamiento dará origen al feto.

El desarrollo embrionario pasa por muchas fases siguientes de segmentación (mórula, blastocistos) gastrulación y órgano génesis.

En la gastrulación las células vienen a repartirse en tres capas de tejido definidas membranas embrionarias:

- Endodermo
- Mesodermo
- Ectodermo

De estas 3 membranas germinativas derivarán por diferenciación siguiente todos los tejidos del cuerpo. A la octava semana de gestación el desarrollo embrionario se concluye para empezar la órgano génesis y el embrión toma el nombre de feto.

Fichas

Las 5 Leyes Biológicas
de los tejidos de origen **Endodérmico**
dirigidos por el **Tronco Cerebral**
por los **Conflictos del "bocado"**

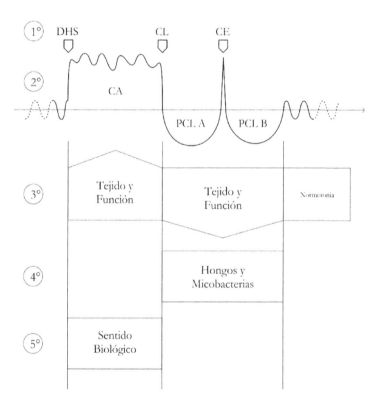

Las 5 Leyes Biológicas
de los tejidos de origen **Mesodérmico**
dirigidos por el **Cerebelo**
por los **Conflicto del "sentirse atacados"**

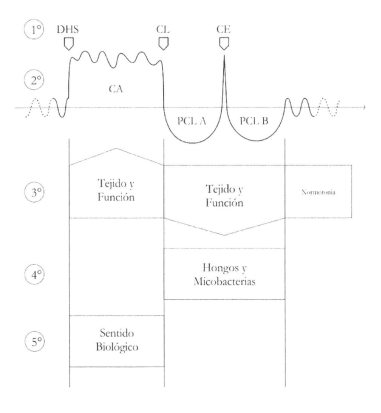

Las 5 Leyes Biológicas
de los tejidos de origen **Mesodérmico**
dirigidos por la **Sustancia Blanca**
por los **Conflictos de auto-devaluación**

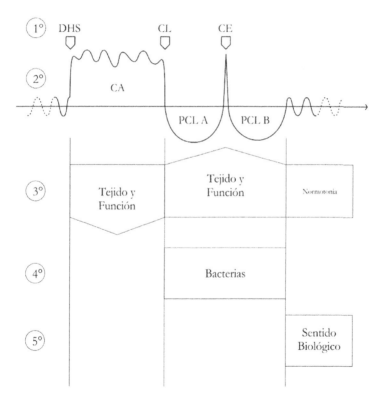

Las 5 Leyes Biológicas
de los tejidos de origen **Ectodérmico**
dirigidos por la **Corteza Cerebral**
por los **Conflictos de "territorio y separación"**

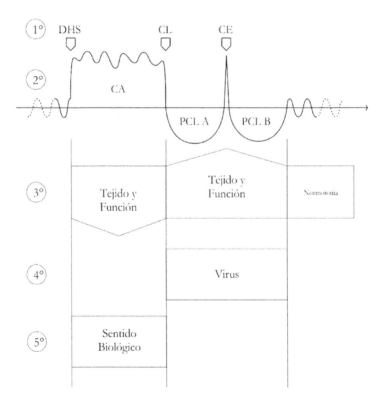

El Autor

Andrea Taddei (Milán 1970, Italia) durante los Estudios Universitarios en Medicina y Cirugía, aprende muchos BioDisciplinas como Cráneosacral, Medicina Tradicional china, Shiatsu, Medicina Ayurvedica, Yoga y Meditación. En consecuencia del abandono de los Estudios Académicos se dedica a tiempo lleno a la difusión y al estudio de las BioDisciplinas.

Da seminarios divulgadores y cursos de ahondamiento sobre la Nueva Medicina en Italia y al extranjero.

La página Web de referencia: www.5biologicallaws.com

Bibliography

Spanish

Andrea Taddei
Las 5 Leyes Biológicas y la Nueva Medicina del Doctor Hamer
©2013 Andrea Taddei (Sell on Amazon: paperback and ebook)

Andrea Taddei
Las 5 Leyes Biológicas: Huesos, Musculos y Articulaciones
La Nueva Medicina del Dr. Hamer
©2013 Andrea Taddei (Sell on Amazon: paperback and ebook)

Andrea Taddei
Las 5 Leyes Biológicas: La Piel y las Alergias Cutaneas
La Nueva Medicina del Dr. Hamer
©2013 Andrea Taddei (Sell on Amazon: paperback and ebook)

English

Dr. Med. Mag. Theol. Ryke Geerd Hamer
Scientific Chart of GNM
Amici di Dirk - Ediciones de la Nueva Medicina S.L.

Andrea Taddei
The 5 Biological Laws and Dr. Hamer's New Medicine
©2012 Andrea Taddei (Sell on Amazon: paperback and ebook)

Andrea Taddei
The 5 Biological Laws: Bones, Muscles and Articulations.
Dr. Hamer's New Medicine
©2013 Andrea Taddei (Sell on Amazon: paperback and ebook)

Andrea Taddei
The 5 Biological Laws: Skin and Allergic Disease
Dr. Hamer's New Medicine
©2014 Andrea Taddei (Sell on Amazon: paperback and ebook)

Andrea Taddei
Craniosacral Network Method
©2014 Andrea Taddei (Sell on Amazon: paperback and ebook)

French

Dr. Med. Mag. Theol. Ryke Geerd Hamer
Tableau scientifique de la Médecine Nouvelle Germanique
Amici di Dirk - Ediciones de la Nueva Medicina S.L.

Andrea Taddei
Les 5 Lois Biologiques et la Médecine Nouvelle du Dr. Hamer
©2012 Andrea Taddei (Sell on Amazon: paperback and ebook)

Andrea Taddei
Les 5 Lois Biologiques: Os, Muscles et Articulations
La Médecine Nouvelle du Dr. Hamer
©2013 Andrea Taddei (Sell on Amazon: paperback and ebook)

German

Dr. Med. Mag. Theol. Ryke Geerd Hamer
Wissenschaftliche Tabelle der GNM
Amici di Dirk - Ediciones de la Nueva Medicina S.L.

Dr. Med. Mag. Theol. Ryke Geerd Hamer
Vermächtnis einer Neuen Medizin, Die "Germanische"
Amici di Dirk - Ediciones de la Nueva Medicina S.L.

Dr. Med. Mag. Theol. Ryke Geerd Hamer
Krebs und alle sogenannten "Krankheiten"- kurze Einführung
Amici di Dirk - Ediciones de la Nueva Medicina S.L.

Dr. Med. Mag. Theol. Ryke Geerd Hamer
Aids die Krankheit, die es gar nicht gibt
Amici di Dirk - Ediciones de la Nueva Medicina S.L.

Dr. Med. Mag. Theol. Ryke Geerd Hamer
"Brustkrebs"- Der häufigste Krebs bei Frauen?
Amici di Dirk - Ediciones de la Nueva Medicina S.L.

Dr. Med. Mag. Theol. Ryke Geerd Hamer
Die Archaischen Melodien
Amici di Dirk - Ediciones de la Nueva Medicina S.L.

Italian

Dr. Med. Mag. Theol. Ryke Geerd Hamer
Testamento per una Nuova Medicina Germanica®
©1999 Amici di Dirk, Ediciones de la Nueva Medicina S.L

Dr. Med. Mag. Theol. Ryke Geerd Hamer
Tabella Scientifica della Nuova Medicina Germanica®
©2007 Amici di Dirk, Ediciones de la Nueva Medicina S.L

Dr. Med. Mag. Theol. Ryke Geerd Hamer
Il Capovolgimento Diagnostico
©2003 Amici di Dirk, Ediciones de la Nueva Medicina S.L

Dr. Med. Mag. Theol. Ryke Geerd Hamer
Il Cancro e tutte le cosidette "malattie"
©2003 Amici di Dirk, Ediciones de la Nueva Medicina S.L

Andrea Taddei
Le 5 Leggi Biologiche e la Nuova Medicina del Dr. Hamer
©2012 Andrea Taddei (Sell on Amazon)

Andrea Taddei
Le 5 Leggi Biologiche: Ossa Muscoli e Articolazioni.
La Nuova Medicina del Dr. Hamer
©2013 Andrea Taddei (Sell on Amazon)

Andrea Taddei
Le 5 Leggi Biologiche: La Pelle e le Allergie Cutanee
La Nuova Medicina del Dr. Hamer
©2014 Andrea Taddei (Sell on Amazon)

Andrea Taddei
Le 5 Leggi Biologiche: Ansia e Attacchi di Panico
La Nuova Medicina del Dr. Hamer
©2015 Andrea Taddei (Sell on Amazon)

Made in the USA
Las Vegas, NV
26 February 2024